Fett verbrennen am Bauch

Mit diesen simplen Tipps

Fettverbrennung ankurbeln

Inhaltsverzeichnis

DIE FIGURTYPEN

In der heutigen Zeit ist Bauchfett ein alltäglicher Anblick, dennoch gehört es zu den schwierigsten Prüfungen der modernen Körperkultur. Um die überschüssigen Fettablagerungen loszuwerden, versuchen wir alles: von überteuerten Mode-Diäten, über extravagante Trainingsprogramme bis hin zu sogenannten „revolutionären" Abnehmpillen. Und um es gleich vorweg zu nehmen: Weder die zahllosen Diäten in Zeitschriften und Internetseiten, noch Trainingsprogramme oder Abnehmpillen können irgendwas bewirken. Sie versagen und richten nicht selten sogar Schaden an. Sie kosten viel Geld, Zeit und Nerven und am Problem des Bauchspecks ändert sich leider überhaupt nichts. Denn alle die Diäten und Trainingsprogramme gehen von falschen Voraussetzungen aus, weil Sie nicht wirklich wissen, wie der Körper arbeitet, wie und warum er Bauchfett erzeugt und wann er damit beginnt, es wieder abzubauen.

Dabei ist es gar nicht so schwer, die Fettpolster am Bauch endlich zum Schmelzen zu bringen, wenn Du weißt, wie es gemacht wird und Du das richtige Know How hast. Gut, es braucht etwas Ausdauer und Geduld und es ist nicht in einer Woche erledigt. Aber Bauchfett abzubauen ist wirklich keine Zauberei und jeder, der sein Bauchfett loswerden will, kann dies tun.

Bevor du jedoch verstehen kannst, wie man Bauchfett zum Schmelzen bringen kann, musst du zuvor mehr über den komplizierten Charakter dieser Fettpölsterchen lernen. Der optische Aspekt dieser Fetteinlagerungen rund um deine Bauchregion hängt nämlich zu einem großen Teil von deinem Körperbau ab. Auch wenn wir alle in unseren physischen Eigenschaften unterschiedlich gebaut sind, lassen sich unsere Körperformen dennoch, je nach dem eingelagerten Fett, in unterschiedliche Gruppen einteilen. Zwei der bekanntesten davon sind der Figurtyp des Apfels und der Figurtyp der Birne. Diese beiden Figurtypen beeinflussen nämlich maßgeblich, in welchen Körperregionen Du Fettpolster ansetzt, wenn es zu einer Gewichtszunahme kommt. Und je nachdem, zu welchem Figurtyp Du gehörst, bist Du vom Bauchfettproblem auf unterschiedliche Weise betroffen.

Menschen, die einen Körper mit der Form eines Apfels besitzen, beschweren sich häufig über Gewichtszunahme an ihren Armen, ihrer Brust und in der Körpermitte rund um den Bauch. Ihre Hüften und Beine sind dagegen relativ schmal gebaut. Bei der Körperform der Birne ist hingegen genau das Gegenteil der Fall. Menschen mit dieser Figur nehmen für gewöhnlich vor allem in der unteren Körperregion rund um den Unterbauch, die Hüften, die Oberschenkel und das Gesäß zu. Vertreter beider Formen können dir allerdings mit Sicherheit bestätigen, dass sich überschüssiges Fett immer am schnellsten in der Bauchregion ansammelt!

WAS IST FETT?

Dieses berühmte Zitat von Arnold Schwarzenegger, dem berühmten Bodybuilder, Schauspieler und Politiker, machte damals seine Runden. Wenn es denn aber alles so schön einfach wäre. Viele Menschen, von rank und schlank bis dick und rund, haben etwas gemeinsam. Sie leiden unter einem erhöhten Anteil an Bauchfett und haben deshalb ein erhöhtes Risiko, an Diabetes, Herzkranzgefäßerkrankungen, Herzinfarkten und vielem mehr, zu erkranken.

Wahrscheinlich hast du dich schon mit Diäten und Sportprogrammen gequält. Vielleicht hast du sogar deine Muskeln aufbauen können, fühlst dich fitter als je zuvor, aber der Bund der Hose kneift immer noch. Wie kann das denn sein? Du hast doch Stunden mit Ausdauerlauf, Liegestützen, Gewichte stemmen oder Fahrradfahren verbracht. Hunderte von Euros sind in Mitgliedschaften von Fitnessstudios investiert worden. Du hast am Tag zwischen einem Salatblatt oder drei Erbsen wählen können. Und trotz dieser – natürlich etwas übertriebenen -Szenarien sieht es so aus, als wenn du keine kleinere Bundgröße brauchen kannst. Wie frustrierend ist das denn? Dieses Phänomen ist auf das befürchtete Bauchfett zurückzuführen, unter dem mehr Personen leiden, als man sich vorstellen kann.

Es kann natürlich auch sein, dass du beim letzten Arztbesuch verwarnt wurdest, da dein normaler Alltag ungefähr so aussieht:Im heutigen Berufsleben hast du schon genug Stress. Wenn du dann auch noch eine Familie und Kinder hast, findest Du im Prinzip keine einzige freie Minute, um auch mal an dich selbst, deine Gesundheit und dein Wohlbefinden, zu denken. Nach einem langen Tag möchtest du nur noch mit einer Tüte Kartoffelchips auf das Sofa fallen und dich vom Fernseher berieseln lassen. Du gehst dann spät ins Bett, um nach 4-5 Stunden Schlaf halbzerschlagen wieder aufzustehen und einen neuen Tag mit einem schnell runtergeschlungenen Frühstück zu beginnen. Im Prinzip verfällst du in den gleichen, alten Trott.Vielleicht schaust du ja wenigstens auf deine Ernährung und versuchst, nicht immer nur Fastfood oder Fertiggerichte zu verdrücken. Trotz allem ist dir klar, dass du ein paar Pfunde zuviel auf den Hüften hast. Ein Sonntagsspaziergang ist dann auch alles, was du unter „Fitnessprogramm" verbuchen kannst. Der jährliche Checkup bei Arzt endet dann aber plötzlich mit: „Herr/Frau Mustermann, wir müssen Ihnen leider mitteilen, dass Sie erhöhte Blutfettwerte haben und leicht diabetisch sind. Bitte fangen Sie an, Ihr Leben etwas umzustellen!"

FETT IST GLEICH FETT! ODER DOCH NICHT?

Schauen wir uns doch erst einmal an, was Fett eigentlich ist und wieso wir unsere Fettpölsterchen überhaupt anlegen. Und nein, ich rede nicht über das Fett, das du mit deinen Mahlzeiten zu dir nimmst, sondern das Fett, welches sich in deinem Körper befindet. Denn nicht jedes Fett ist schlecht.

Der Dickere überlebt

Die Hauptrolle, die Fett in deinem Körper spielt, ist die Speicherung von Energie. Versetze dich einfach in die Rolle der Höhlenmenschen. Damals waren wir stark behaarte Jäger und Sammler. Oftmals mussten lange Strecken überwunden werden, um genug Beeren oder Früchte zu sammeln. Die einzigen Nahrungsmittel mit höherem Fettgehalt waren Fleisch und Fisch. Diese wurden nicht täglich zubereitet, sondern standen extrem selten auf dem Speiseplan. Im Winter konnte man nur auf gelagerte Speisen und die gelegentliche Fleischportion zurückgreifen. Ein gesundes Fettpolster war damals von Vorteil, da dadurch das Überleben gesichert wurde. Im Laufe der

Evolution hatten natürlich letztendlich die Personen, die durch ihre genetische Veranlagung mehr Fett im Körper speicherten, Überlebensvorteile. Dadurch standen die Chancen gut, dass diese sich weitaus mehr fortpflanzen und ihre genetischen Veranlagung für Fettpolster weitergeben konnten. Denn die schlanken Höhlenmenschen überstanden einfach mal einen Winter nicht, falls sie überhaupt ein fortpflanzungsfähiges Alter erreichten. Und heute? Heute musst du ins Fitnessstudio, um dich überhaupt ein bisschen bewegen zu können. Autos, Fahrstühle und Schreibtische machen dein Leben einfach und bequem. Leider konnte sich dein Stoffwechsel aber nicht an diesen extremen Lebenswandel anpassen. Und obwohl du genug Kleidung und eine Heizung für einen kalten Winter hast und wahrscheinlich keine tagelangen Fastenzeiten überstehen musst, ist dein Körper immer noch auf das Anlegen von Energiereserven programmiert. Mit dem heutigen Überfluss an fett-, zucker- und kohlenhydratreichen Nahrungsmitteln und Getränken, Fertigmahlzeiten und Portionen, die sich während der letzten 50 Jahre mehr als verdoppelt haben, bringst du deinen Körper in ein Riesendilemma.

Weißes vs. Braunes Fettgewebe

Neben der von uns vielfach verfluchten Funktion als Energiespeicher ist Körperfett neben einem Stoßdämpfer für unsere Organe auch Wärmeisolator und wichtiger Hersteller bestimmter Hormone. Aus diesem Grund wird es heutzutage auch als endokrines Organ beschrieben. Körperfett wird allgemein in zwei Gruppen eingeteilt:

- Weißes Fettgewebe funktioniert als Energiespeicher und Stoßdämpfer als auch als endokrines Organ.

- Braunes Fettgewebe hat die Funktion eines Wärmespeichers. Bei neugeborenen Babys bestehen 5% des Körpergewichtes aus braunem Fettgewebe, welches beim Erreichen des Erwachsenenalters fast komplett abgebaut wird. Du hast nur noch einen kleinen Rest braunen Fettes im Nacken. Und dieses macht auch viel Sinn, da Babys durch ihre größere Körperoberfläche und dem nicht vorhandenen Muskelzittern bei Kälte weitaus schneller auskühlen können. Erwachsene brauchen keine großen Mengen an braunem Fett. Die braune

Farbe bekommt dieses Fett durch eine hohe Anzahl an Mitochondrien, die Kraftwerke unserer Körperzellen.

Fettpölsterchen – eine kleine Landkarte des Körperfetts

Deine Fettpolster befinden sich an den verschiedensten Stellen deines Körpers. Die meisten Menschen verstehen unter Fettpolstern das subkutane Fettgewebe, welches sich in der untersten Schicht der Haut befindet. Dieses Fettgewebe bringt speziell viele Frauen zur Verzweiflung, da ein Überschuss an Po und Schenkeln der Grund für zahlreiche Diäten und Trainingsprogramme ist. Das subkutane Fettgewebe kannst du messen, indem du eine Hautfalte am Bauch zwischen deine Finger nimmst. Diese Methode ist früher verwendet worden, um den Fettanteil einer Person zu bestimmen, später aber verworfen worden, da sie sich als unzuverlässig gezeigt hat.Neben dem subkutanen Fettgewebe findest du Fett auch im Knochenmark, zwischen den Muskelzellen und im Brustgewebe. Aber Halt, da fehlt doch noch etwas! Genau, das sogenannte Bauchfett oder Viszeralfett. Das Bauchfett kann so auffällig wie ein riesengroßer Bierbauch sein. Was aber viele nicht wissen, ist, dass sogar das Model mit der Traumfigur einen erhöhten Anteil an Bauchfett mit all seinen negative Auswirkungen für die Gesundheit haben kann. Während das subkutane Fett direkt unter der Haut liegt, versteckt sich dein Bauchfett tief in deiner Bauchhöhle und umgibt als Stoßdämpfer deine Organe und Eingeweide.

Fett ist nicht gleich Fett oder: schlechtes Fett und gutes Fett

Von vorne herein muss betont werden, dass Übergewicht immer schlecht für deine Gesundheit ist. Deshalb solltest du alles daran setzen, ein gesundes Gewicht zu erreichen und zu halten. Schauen wir uns doch jetzt mal die wichtigsten verschiedenen Fetttypen und die Auswirkungen, die diese im Körper haben, an. Denn nicht jedes Fett steigert das Risiko für bestimmte Krankheiten.

Subkutanes Fett: Das im Unterhautgewebe liegende Fett wird heutzutage nicht mehr mit den direkten, negative Auswirkungen eines erhöhten Körperfettanteils in Verbindung gebracht. Neueste Studien weisen sogar darauf hin, dass die für Frauen im Birnentyp typischen Fettpolster an Po, Schenkeln und Hüften sogar gesundheitsfördernde Effekte haben könnten. Das Unterhautfettgewebe ist ein wichtiger Bestandteil des endokrinen Systems und produziert die Hormone Leptin und Resistin. Wie schon oben erwähnt, wurde die Dicke einer Bauchfalte verwendet, um den Körperfettanteil zu bestimmen. Da die Dicke des Unterhautfettgewebes aber von vielen verschiedenen Faktoren, wie zum Beispiel Alter und Geschlecht abhängen, wird diese Methode nicht mehr benutzt. Das subkutane Fettgewebe ist nicht ganz so gesundheitsschädigend wie das Bauchfett. Übrigens wird bei einer Fettabsaugung immer dieses Fett abgesaugt und man hat im Prinzip dadurch, neben dem ästhetischen Effekt, keine gesundheitlichen Vorteile.

Bauchfett: Bauchfett oder viszerales Fett befindet sich in der Bauchhöhle. Es funktioniert nicht nur als Stoßdämpfer für unsere wichtigen Organe und Eingeweide, sondern produziert auch mehrere Hormone. Bei bestimmten Personen kann dieses Fett vermehrt angelegt werden, wenn diese unter Stress leiden. Weiterhin kann eine erhöhte Bauchfettmenge mit hormonelle Störungen in Verbindung gebracht werden. Beim Otto-Normalverbraucher ist meist eine ungesunde Ernährung in Kombination mit zu wenig Bewegung die Ursache.

Obwohl Bauchfett oder der uns gut bekannte „Bierbauch" normalerweise mit männlichen Geschlechtshormonen in Verbindung gebracht werden, kann bei Frauen nach den Wechseljahren eine Verschiebung des Körperfetts beobachtet werden. Dabei verwandelt sich das gute Hüftgold in „Bauchspeck" und die betroffenen Frauen haben ein gesteigertes Risiko für alle negativen Auswirkungen, die eine erhöhte Bauchfettmenge mit sich bringen können. Diese sind unter anderem:

- Bluthochdruck

- Herzinfarkt

- Schlaganfall

- Arteriosklerose

- Insulinresistenz

- Typ-2-Diabetes

- Erhöhte Blutfettwerte

- Metabolisches Syndrom

- Blutpropfen

Neben diesen gibt es neuere Studien, die auf die Verbindung von Bauchfett und den folgenden Krankheiten hinweisen:

- Alzheimer

- Entzündliche Prozesse, die zu Darm-, Speiseröhren- und Pankreaskrebs führen könnten

Für die allein 54 Millionen Menschen, die weltweit unter erhöhten Blutzuckerwerten leiden, könnte eine Verringerung des Bauchfetts das Risiko, an Diabetes zu erkranken, weitaus senken. Stelle dir einmal die weiteren positiven Folgen für dich selbst vor: deine Blutfettwerte können sich normalisieren, du musst keine Angst haben, einen Herzinfarkt im Alter zu erleiden und du wirst dich im Generellen weitaus wohler und gesünder fühlen. Zuerst musst du aber erst einmal wissen, ob du zuviel Bauchfett mit dir rumträgst.

Wie weiß ich, ob ich übermäßiges Bauchfett habe?

Obwohl man Pi-mal-Daumen sagen könnte, dass Personen mit der klassischen Apfelfigur – also einer etwas runderen Körpermitte – ein größeres Risiko haben, an übermäßigem Bauchfett zu leiden, ist dies bei schlankeren Personen schwerer festzustellen. Und hier liegt auch genau das Problem: du bist der Birnentyp und hast vielleicht etwas mehr Fett auf Po und Hüften, aber eigentlich bist du ja rank und schlank. Wie findest du nun heraus, ob du zuviel Bauchfett hast? Der „Speckfaltentest" am Bauch zeigt dir ja nur dein subkutanes Fett an. Und wie du weißt, liegt das gefährliche Bauchfett tief zwischen deinen Organen verborgen. Okay, du kannst Dich natürlich gerne entscheiden, eine

Computertomographie zu machen. Der Preis für diese Art einer Untersuchung, die im Prinzip deine Bauchhöhle mit all ihren Organen, Blutgefäßen, Bindegeweben und Fettgewebe abbildet, fängt bei 120 Euro an und kann über 510 Euro bis in die Tausende gehen (Stand 2017). Ich denke nicht, dass du so viel Geld einfach mal so rumliegen hast, oder?

Aber es geht auch einfacher. Da du dir hiermit gerade ein Buch über Bauchfett durchliest, nehmen wir einfach mal an, dass du dich schon mit Diäten, Gewicht, Ernährung etc. befasst hast. Dann ist dir garantiert auch der „Body Mass Index" (BMI) ein Begriff. Dieser wurde entwickelt, um einen medizinischen Standard für die Feststellung von Unter-, Normal- und Übergewicht mit Hilfe des Verhältnisses von Körpergröße zu Gewicht festzulegen. Der BMI berechnet sich mit der folgenden Formel: BMI = Gewicht (kg)/Größe(cm)^2. Damit kannst du also schon einmal wissen, ob du generell unter Übergewicht leidest. Normalgewichtige Personen haben einen BMI von 18,5 bis 25. Weniger als 18,5 bedeutet Untergewicht, mehr als 25 heißt, dass du an Übergewicht leidest. Das Problem mit dem BMI ist leider, dass dieser nicht wirklich den Anteil des Bauchfettes bestimmen kann. Deshalb wurde ein zweiter Wert eingeführt, das Taille-Hüfte-Verhältnis (WHR). Und mit diesem kannst du schon weitaus genauer berechnen, ob du Gefahr läufst, unter den negativen gesundheitlichen Auswirken des Bauchfettes zu leiden. Nimm dafür ein Maßband zu Hilfe und miß die zwei folgenden Umfänge: Taille und Hüfte. Teile dann den Taillenumfang durch den Hüftumfang und voila! Die Weltgesundheitsorganisation (WHO) nutzt diesen Wert offiziell, um die „abdominale Verfettung" zu bestimmen. Für Frauen gilt ein Wert von weniger als 0,85 als unbedenklich, während bei Männern bis 0,9 noch als ungefährlich angesehen werden. Obwohl die WHO sich auf diese Werte verläßt, legte das amerikanische Nationale Institut für Diabetes, Verdauungs- und Nierenkrankheiten (NIDDK) fest, dass bei Frauen ein Wert von mehr als 0,8 und bei Männern mehr als 1,0 schon zu einem gesteigerten Risiko führt, an Diabetes oder Bluthochdruck mit all seinen Folgen, zu erkranken. Dieses wird durch die unterschiedliche Fettverteilung bei Männern und Frauen erklärt. Interessant ist auch noch, dass sich die Anzahl der Personen, die unter einem gesteigerten Risiko für Herzinfarkte leiden, verdreifachen würde, wenn anstelle des BMIs dasWHR verwendet werden würde.

Falls du nicht viel mit Formeln und Rechnungen am Hut hast, kannst du auch einfach nur deinen Hüftumfang messen. Dieser wird als grober Richtwert genutzt, um die Bauchverfettung zu berechnen. Liegt dieser bei unter 102cm bei Männern oder unter 88cm bei Frauen, brauchst du dir keine großen Sorgen machen. Bedenke aber immer, dass sich die Fettpolster im Alter verlegen und du später durchaus zuviel Bauchfett anlegen könntest. Misse ab und zu einfach mal wieder nach. Und denke immer wieder daran, dass selbst eine schlanke Person zu viel Bauchfett haben kann! Du bist also garantiert nicht alleine, wenn deine Werte dir anzeigen, dass du etwas über den normalen Zahlen liegst.

Wie sage ich dem Bierbauch den Kampf an?

Was kann ich konkret gegen mein Bäuchlein tun? Du möchtest gerne noch bis ins hohe Alter gesund und fit bleiben und hast vielleicht nun festgestellt, dass du doch ein bisschen zu viel Fett am Bauch angesetzt hast. Oder du hast in den letzten Jahren deinen Sixpack zu einem Bierfäßchen herangezüchtet und weißt, dass du JETZT etwas dagegen machen musst.

In den folgenden Kapiteln geben wir dir konkrete Hinweise und stellen dir Strategien vor, um dein Bauchfett zu verlieren. Damit wirst du deiner Gesundheit einen Riesengefallen tun. Durch die Änderung von Lebensgewohnheiten, das Durchführen von Sport und einer Ernährungsumstellung wirst du garantiert erfolgreich sein. Und denke dran: jeder Tropfen höhlt den Stein. Siehst du einmal keinen Erfolg für ein oder zwei Wochen, dann halte einfach durch und du wirst sehen, dass deine Motivation wieder steigt und die Zahl auf der Waage fällt.

Wir empfehlen auf jeden Fall, dass du vor dem Beginn erst einmal deinen BMI, deinen WHR und deinen Hüftumfang misst und berechnest. Schreibe dir bitte alle Werte genauestens auf und vergiss dein Gewicht nicht. Du kannst dir entweder ein Tagebuch zulegen oder eine der verschiedensten Apps auf dein Smartphone laden. Eine ganz clevere Idee ist es, für eine Woche jede Mahlzeit, jeden Snack, jedes Getränk zu notieren. Damit kannst du berechnen, wie viele Kalorien du zu dir nimmst. Kalorien sind die Maßeinheiten, mit denen Energie berechnet werden kann. Normalerweise nutzen wir als Otto-Normalverbraucher die „große" Kilokalorie, die mit kcal abgekürzt wird. Diese Werte findest du auf den Packungen von Lebensmitteln. Sei dabei aber ganz vorsichtig, da hier kein einheitlicher Standard verwendet wird, sondern manche Hersteller den Kaloriengehalt pro 100ml und andere pro Portion angeben. Und hier ist die nächste Falle! Wenn der Kaloriengehalt pro Portion angegeben wird, schau bitte nach der Größe der Portion. Leider nutzen hier viele Lebensmittelhersteller abnormale Werte, um die Kalorienzahl klein zu halten. Und wer trinkt denn schon nur eine fingerhutgroße Portion eines Erfrischungsgetränks oder isst nur drei Kartoffelchips? Genau, niemand! Also pass bitte dabei gut auf und berechne die von dir verzehrte Menge. Sobald du dieses Ernährungstagebuch für eine Woche geführt hast, schau dir an, was du alles gegessen hast und wie viele Mahlzeiten und Snacks du pro Tag isst. Berechne bitte die Menge der Kalorien pro Tag, auch wenn dies etwas aufwendig ist. Jetzt fehlt uns nur noch dein Grundumsatz. Dieser gibt die Anzahl der Kalorien an, die du täglich verbrauchst, um deine Körperfunktionen bei völliger Ruhe zu erhalten. Auf diesem Wert kann dann dein ungefährer täglicher Kalorienbedarf, auch Leistungsumsatz genannt, berechnet werden. Die Grundregeln dabei sind, dass man mehr Kalorien braucht, je größer und aktiver man ist. Ein Bauarbeiter hat deshalb einen höheren Kalorienbedarf als eine Sekretärin, die meistens im Sitzen arbeitet. Dieses sind nur ungefähre Werte, da der Grundumsatz noch von weiteren Faktoren wie Umgebungstemperatur, Alter, Geschlecht etc. abhängen kann, aber es ist interessant, deinen täglichen Kalorienbedarf mit den von dir konsumierten Kalorien zu vergleichen. Viele erleben hier eine böse Überraschung und werden dann dadurch noch einmal extra motiviert.

Der durchschnittliche Grund- oder Ruheumsatz liegt bei ungefähr einer Kalorie pro Kilogramm Körpergewicht pro Stunde. Da der Leistungsumsatz etwas komplizierter zu berechnen ist, führen wir hier ein paar Standardwerte für Personen mit leichter körperlicher Belastung im Beruf auf:

Alter (in Jahren)	Männlich (in kcal)	Weiblich (in kcal)
15- <19	3000	2300
19- <25	2400	2200
29- <51	2300	2100
51- <65	2200	2000
>65	2100	1900

Quelle: D-A-CH Referenzwerte für die Nährstoffzufuhr, 2. Auflage, 2. Aktualisierte Auflage

Bei Personen mit mittelschwerer Arbeit muss man 600 kcal, für Schwerarbeiter 1200 kcal und für Schwerstarbeiter 1600 kcal hinzufügen.

Nachdem wir jetzt alle lästigen Berechnungen durchgeführt haben, siehst du schon, ob du mehr Kalorien zu dir nimmst als du verbrauchst oder umgedreht. Und darauf können wir aufbauen: du musst also entweder deine Ernährung umstellen oder deinen Kalorienverbrauch erhöhen, um dem Bauchfett an den Hals zu gehen.

Als letzten Schritt in der Vorbereitung unseres Bauchfett-Weg-Programms empfehlen wir dir noch, einen Check beim Hausarzt durchzuführen.

Lass ein Blutbild machen und notiere dir die Blutfettwerte.

Startklar? Dann geht's los!

Vermeide Stress.

Stress war schon immer schlecht für deine Gesundheit. Aber das Stress auch noch dein subkutanes, nicht so gefährliches Fett in das weitaus gesundheitsschädlichere Bauchfett umwandeln kann, ist dir wahrscheinlich noch nicht klar. Das Schlimme an der ganzen Sache ist, dass du dadurch in einen Teufelskreis gerätst und noch mehr Bauchfett angelegt wird. Wie ist das überhaupt möglich? Wenn wir unter Stress stehen, werden von unserem Körper bestimmte Stresshormone ausgeschüttet, die diesen entweder auf eine Flucht oder auf einen Kampf vorbereiten sollten – der berühmte Adrenalinrush ist die Höchststufe dieser, für das frühere Überleben wichtigen Strategie. Wenn du gestresst bist, wird die Produktion von Insulin heruntergefahren, um große Mengen an Blutzucker für unsere Muskeln zur Verfügung zu stellen, während die Blutzufuhr zu unseren Verdauungsorganen fast komplett eingestellt wird. Muskelarbeit war zu Urzeiten einfach wichtiger. Sobald du die Stressphase überwunden hast, wird das Hormon Cortisol ausgeschüttet, um die

Körperfunktionen wieder in den Normalzustand zu bringen. Stehst du ständig unter Stress, bleibt dein Cortisolspiegel über dem Normalwert. Vor Tausenden von Jahren hieß dies, dass man unbedingt Fettpolster anlegen musste, da anscheinend harte Zeiten vorausstanden. Und das ist noch nicht alles! Cortisol veranlasst, dass subkutanes Fett in die Bauchhöhle umverlegt wird, um eine schnellere, bessere Energiebereitstellung deiner wichtigen Organe sicherzustellen und veranlasst damit, dass dein Körper gegen Insulin resistent wird. Und da Bauchfett ein Hormon produziert, durch welches letztendlich noch mehr Cortisol freigesetzt wird, geht dieses Spiel einfach so weiter. Sicherlich bist du im Beruf- oder Privatleben ständig gestresst und weißt dies auch. Nimm dir bewusst eine Auszeit! Ob es fünf Minuten, zwei Stunden oder auch mal ein halber Tag ist, ist egal. Wichtig ist, dass du bewusst das machst, was dich entspannt und dir gut tut. Ob es ein Spaziergang im Wald ist, ein halbstündiges Abschalten des Handys und das Beobachten von Regentropfen an einer Fensterscheibe ist, du einen Abend tanzen gehst oder einen Malkurs besuchst, ist absolut egal. Du musst dich dabei wohl und entspannt fühlen und wirst somit einen wichtigen Punkt in der Bekämpfung deines Bauchfettes erreichen.

Und damit kommen wir zum nächsten, wichtigen Punkt, der gerne übersehen wird:

Schlafe genug und richtig

Wie gerädert morgens früh aufwachen und sich aus dem Bett quälen? Am Wochenende bis Mitternacht oder länger aufbleiben und am Sonntagmorgen erst am Vormittag aufstehen? Du hast es dir ja nach einer anstrengenden Woche verdient, oder? Und dann am Montag ist der Wecker gleich noch ein bisschen verhasster? Kommt dir alles so bekannt vor?

Schlaf ist nicht gleich Schlaf und geht Hand in Hand mit der Vermeidung von Stress einher. Für deinen Körper ist ein regelmäßiger Schlafrhythmus so wichtig wie eine gesunde Ernährung. Leider lässt dich aber dein Stress nicht wirklich schlafen und du hast unter der Woche so viel zu tun, dass du nur noch Sonntags ausschlafen möchtest. Deinem Körper und dir tust du damit keinen Gefallen und kommst damit direkt in den Cortisol-Stresshormon-Teufelskreis. Sobald du anfängst, dein Stresslevel aktiv zu verringern, wird sich auch deine Schlafqualität verbessern. Schlafe mindestens 7-8 Stunden pro Nacht. Gehe sicher, dass dein Schlafzimmer dunkel, ruhig und kühl ist. Versuche, täglich zur gleichen Zeit ins Bett zu gehen und am Morgen aufzustehen. Auch wenn du ausschlafen könntest und es dir unglaublich schwer fallen wird. Belohne dich durch diese gewonnene Extrazeit mit etwas besonders Schönen und Entspannenden (siehe oben). Nach ein paar Wochen wirst du feststellen, wie sehr sich deine Laune und dein Aussehen durch die Kombination von genug Qualitätsschlaf und weniger Stress verändern! Du wirst frischer aussehen, besser gelaunt sein, wirst eventuelle Stresssituationen weitaus besser angehen können und deine Körpermitte wird sich automatisch verringern.

Höre mit dem Rauchen auf

Falls du rauchst, versuche sofort, damit aufzuhören. Wir müssen dir hier nicht all die schädlichen Effekte der Glimmstängel aufführen, die hast du wahrscheinlich schon oft genug gehört. Es gibt die verschiedensten Strategien, um mit dem Rauchen aufzuhören, und zögere nicht, um professionelle Hilfe zu bitten. Deine Gesundheit und dein Leben sollten es dir wert sein.

Vermeide Alkohol

Neben den sieben Kalorien pro Gramm liefert Alkohol keine weiteren gesundheitsfördernden Inhaltsstoffe, mit Ausnahme von Rotwein, falls in Maßen genossen. Beim Trinken von alkoholhaltigen Getränken haben wir nicht nur die Tendenz, mehr und ungesünder zu essen, sondern der Körper verstoffwechselt den Alkohol sofort, während alle weiteren Kalorien in Fett – vor allen Dingen Bauchfett – umgewandelt werden. Beim Trinken von bestimmten alkoholischen Getränken nimmst du sogar noch Extrakalorien auf, da zum Beispiel Cocktails einen hohen Zuckeranteil enthalten und Bier relativ reich an Kohlenhydraten ist. Deshalb musst du unbedingt Alkohol vermeiden, gerade, wenn du versuchst, dein Bauchfett loszuwerden. Nicht umsonst heißt er ja auch „der Bierbauch"!

Vermeide Erfrischungsgetränke und Fruchtsäfte

Früchte sind eine tolle Sache – vollgepackt mit Rohfasern, Vitaminen, Mineralstoffe, Antioxidantien und vielen anderen tollen Inhaltsstoffen, die normalerweise von der Natur in der perfekten Zusammenstellung hervorgebracht werden. Wenn du Früchte isst, hast du die beste Chance, von diesen Inhaltsstoffen die meisten zu absorbieren und in deinen Stoffwechsel einzuleiten.

Fruchtsäfte hingegen haben diese perfekte Zusammenstellung nicht mehr.Auch wenn sie nicht zusätzlich gesüßt sind, enthalten sie eine weitaus größere Menge an Zucker und somit Kalorien, als die gleiche Menge der unverarbeiteten Frucht. Weiterhin lassen Säfte deinen Blutzuckerspiegel schnell ansteigen, damit du danach dann schnell wieder in einem Zuckertief hängst und schneller Heißhunger bekommst.

Erfrischungsgetränke haben neben vielen artifiziellen Zusatzstoffen einen unglaublich hohen Zuckergehalt. Der Effekt ist im Prinzip wie beim Trinken von Fruchtsaft, nur dass die Erfrischungsgetränke deinem Körper absolut keine positiven und nützlichen Inhaltsstoffe bereitstellen. Diese Form des flüssigen Zuckers wird, wie schon oben gesagt, extrem schnell von deinem Körper aufgenommen und direkt in Fett umgewandelt. Durch das Vermeiden von Erfrischungsgetränken kannst du hunderte Kalorien pro Woche einsparen.

Was darf man denn nach so vielen Verboten noch trinken?

Wasser, verdünnte Säfte, grüner Tee. Diese sind deine goldenen Karten im Kampf gegen den Bauchspeck! Je nach Wetter und je nachdem, wie aktiv du bist, solltest du mindestens 2 -3 Liter am Tag trinken. Damit kurbelst du nicht nur deinen Stoffwechsel an, um mehr Fett zu verbrennen, sondern entgiftest gleichzeitig deinen Körper und reinigst deine Nieren. Zwei bis drei Tassen grüner Tee geben dir eine gute Dosis an Antioxidantien, den sogenannten Katechinen, die deine Zellen schützen.

Dauerlauf oder Powerübungen?

Jede Art von Sport tut dir gut, daran gibt es keinen Zweifel. Wenn du aber gerne das Bauchfett direkt attackieren willst, solltest du lieber auf das sogenannte hochintensive Intervalltraining umsteigen. Im Prinzip powerst du dich dabei bis an deine Grenzen aus und ruhst dich danach die Hälfte der Trainingszeit aus. Durch spezielle Übungen werden große Muskelgruppen angesprochen, die später sogar im Ruhezustand mehr Kalorien verbrennen als bei Ausdauersportarten. Erstmalig wurde dieses Training in den neunziger Jahren von einem japanischen Sportmediziner entwickelt, der mit den Eisschnellläufern der Nationalmannschaft Japans zusammenarbeitete. Dieses ist heute auch unter dem Namen Tabata-Training bekannt. Schau doch einfach mal in unsere Bücherliste rein, da findest du garantiert etwas. Das Beste daran ist, dass du mit relativ wenig Zeitaufwand einen Maximalerfolg erzielst, der sogar lange vorhält. Stell dir jetzt einfach vor, dass du in der Werbepause deiner Lieblingssendung schnell deine Übungen absolvieren kannst, anstelle faul auf der Couch zu sitzen. Zeitmangel kann hier also keine Ausrede mehr sein, fang schon heute damit an! Investiere kein Extrageld in Gewichte, nimm einfach eine oder zwei große Wasserflaschen oder einen 2,5-Liter-Milchkanister. Diese füllst du entweder mit Sand oder Wasser. Denke immer daran, dass Du nach jedem Übungsintervall eine Pause brauchst, da sich ansonsten zuviel Milchsäure in deinen Muskeln ansammelt und den gefürchteten Muskelkater verursachen kann. Hier stellen wir dir ein Beispiel für solch ein Powertraining vor. Tägliche Wiederholungen sind dabei unglaublich wichtig, aber du wirst schon nach ein oder zwei Wochen fühlen, dass der Bund der Hose nicht mehr zwickt.

Dieses ist ein Standardprogramm für Anfänger, bei dem 20 Sekunden lang gepowert wird und danach 10 Sekunden Ruhe folgen. Fange langsam mit dem Training an, damit du die vollen vier Minuten durchhältst. Mit der Zeit steigerst du die Intensität.

Das Aufwärmen und Dehnen vorher bitte nicht vergessen, um deine Bänder und Sehnen nicht zu überlasten.

- 20s Kniebeugen
- 20s Klimmzüge
- 20s Kniebeugen
- 20s Klimmzüge
- 20s Hampelmann
- 20s Kniebeugen
- 20s Liegestützen
- 20s Klimmzüge

Sobald du diese Übungen souverän, locker und flockig absolvieren kannst, baust du Übungen mit Gewichten, Seilspringen, Elastikbändern etc. ein. Versuche auch, deine Muskelgruppen an Bauch und Rücken zu stärken. Am Anfang mache bis zu 48 Stunden Pause zwischen deinen Trainingseinheiten. Nach ein paar Wochen darfst du dann gerne täglich trainieren.

Neben deinen Trainingseinheiten tut natürlich jede andere körperliche Anstrengung gut. Lass einfach mal das Auto stehen oder parke ein paar Straßen früher und laufe den Rest zur Arbeit. Oder nimm das Fahrrad bei schönem Wetter raus und drehe eine Runde durch die Natur. Dieses kannst du dann unter Sport und Entspannung verbuchen. Ein weiterer Trick ist, den Fahrstuhl gegen die Treppen auszutauschen. Halte deine Augen offen und du wirst sehen, wie viele Möglichkeiten es im Alltag gibt, sich noch etwas mehr zu bewegen. Dies wird sich am Ende dann für dich und deine Gesundheit, als auch dein Wohlbefinden und Aussehen auszahlen.

Und nun kommen wir zu einem anderen großen Abschnitt, der beim Abbau deines Bauchfettes eine unglaublich wichtige Rolle spielt:

Essgewohnheiten und Ernährung

Nein, keine Panik! Wir werden dir hiermit keine Radikaldiät verschreiben, wobei Fasten- und Entschlackungskuren definitiv positive Auswirkungen auf deine Gesundheit haben können. Fangen wir einfach mal ganz locker an! Erinnerst du dich noch an dein Ernährungstagebuch, das wir weiter oben besprochen haben? Nimm es doch noch einmal aus der Schublade heraus und schau es dir an. Wie viele ungesunde Snacks und Fertigmahlzeiten verzehrst du an einem Tag? Hältst du bestimmte Essenszeiten ein? Oder lässt du das Frühstück ausfallen und knabberst dich durch den Tag, bis du am Abend eine große Mahlzeit direkt vor dem Schlafengehen verzehrst? Erwischt?

Es ist unglaublich wichtig, dass du deinen Tag mit einem guten, protein- und rohfaserreichen Frühstück beginnst. Dieses versorgt dich mit genug Energie, um deinen Tag erfolgreich zu starten, deinen Stoffwechsel anzuregen und Heißhungerattacken vorzubeugen. Trinke direkt nach dem Aufstehen ein großes Glas Wasser und tausche den Frühstückskaffee mit einer Tasse grünem Tee aus. Beides entschlackt und spült die Giftstoffe, die sich während der Nacht in deinem Körper angesammelt haben, aus. Und letztendlich kannst Du nur auf gesunde Art und Weise abnehmen, wenn dein Körper die Möglichkeit hat, alle Abbauprodukte über die Nieren auszuscheiden. Denke immer daran, dass beim Abnehmen Schlacken aus deinem Fett freigesetzt werden. Und die müssen raus! Versuche außerdem, eine Essroutine beizubehalten. Iss lieber fünf kleinere Mahlzeiten über den Tag verteilt. Lass das Frühstück stärkend und deftig sein und achte beim Abendessen darauf, dass dieses leicht ist und so gut wie kein Fett enthält. Vermeide zuviel Zucker, Fett, Kohlenhydrate und konzentriere dich auf gesunde, unverarbeitete Lebensmittel. Eine proteinreiche Ernährung hilft dir dabei, zusammen mit deinem Sport, genug Muskelmasse aufzubauen und selbst im Ruhezustand Fett zu verbrennen. Solche Diätarten sind unter dem Namen „Ketogene Ernährung" bekannt. Eine Ketogene Ernährung ist perfekt, um deinen Körper in Schuss zu halten.

Im folgenden Abschnitt stellen wir dir die Lebensmittel vor, die du so gut wie möglich vermeiden solltest.

Süßigkeiten. Süßigkeiten täuschen dich mit ihrer Süße und ihrem Zuckergehalt. Sie stellen unglaublich schnell Energie bereit, aber der Zuckercrash direkt danach ist schon auf dem Weg. Neben dem Schaden, den Süßigkeiten bei deinen Zähnen anrichten, liefern sie dir leere Kalorien, also Energie ohne irgendwelche positiven Zusatzstoffe wir Vitamine oder Mineralstoffe. Und diese Energie geht ohne große Umwege in dein Bauchfett. Süßigkeiten sollten daher immer nur als kleine Belohnung angesehen werden.

Fastfood. Erinnerst du dich noch an deinen ungefähren, täglichen Kalorienbedarf? Was wäre, wenn eine deiner Mahlzeiten diesen decken würde? Frustrierend, oder? Genau das passiert mit Fastfood. Eine einzige Mahlzeit kann bis zu 2000 Kalorien enthalten. Das heißt, dass du dann den ganzen restlichen Tag nichts mehr essen dürftest. Und wenn diese Kalorienbombe dann noch mit nichts außer leeren Kalorien einhergeht, hast du an diesem Tag deinem Körper absolut nix, aber auch garnichts Nützliches zugeführt. Dadurch sinkt dein Immunsystem, du wirst anfälliger für

Krankheiten und bestimmte Mineralstoffe werden deinen Knochen entnommen. Denn von irgendwo müssen sie ja kommen. Das Fastfood auf die Dauer krank und fett macht, ist absolut klar.

Weißmehl und Weißmehlprodukte. Genau wie Fastfood enthalten Weißmehlprodukte leere Kalorien. Während andere, rohfaserreiche Lebensmittel vielleicht etwas länger verstoffwechselt werden müssen, um dich aus einem Energietief herauszuheben, werden die Kohlenhydrate in Weißmehlprodukten sofort in Zucker umgewandelt. Und genauso schnell fällt dieser Zuckerspiegel dann auch wieder in den Keller (siehe Süßigkeiten). Durch die Zuführung von leeren Kalorien widerfährt dir das Gleiche, das beim Verzehr von Fastfood passiert, nur mit etwas weniger Fett und weniger Kalorien. Der Körper bekommt nicht genug lebensnotwendige Stoffe geliefert und sucht sich entweder seinen eigenen Weg, diese irgendwo im Körperinneren abzubauen oder muss nach längerer Zeit mit einer einseitigen, weniger als vollwertigen Ernährung mit den Mangelerscheinungen leben.Übrigens werden süße Gebäckstücke auch immer aus Weißmehl gebacken und sind durch ihren hohen Zuckergehalt gleich doppelt so schädlich. Eine bessere Wahl sind Vollkornprodukte, aber in Maßen. Diese liefern dir Rohfasern und wertvolle Inhaltsstoffe. Denke aber daran, dass zuviel des

Guten hier auch wieder heißt: das geht dann mal direkt in deinen Bauchspeck.

Fertiggerichte. Auch wenn diese häufig mit Vitaminen und Mineralstoffen angereichert werden, welches groß auf der Packung zu lesen ist, solltest du diese Art von Mahlzeiten ganz vermeiden. Die absurden Portionsgrößen (wer isst schon ein Lasagne Stück, das so groß wie ein Keks ist) täuschen dir einen geringen Kaloriengehalt vor. Weiterhin werden die meisten der Vitamine und anderen Wunderstoffe, die diesen Mahlzeiten zugefügt werden, einfach ausgeschieden, da sie nicht in einer Kombination mit anderen Zusatzstoffen (wie in der Natur) einhergehen, die ihre Aufnahme in deinen Körper erst ermöglichen. Meist noch vollgepackt mit gesundheitsschädlichen Trans-Fettsäuren (siehe unten) und einem Bouquet an künstlichen Zusatzstoffen,bringt dir diese Portion an leeren Kalorien nichts. Falls du ab und zu auf Fertiggerichte zurückgreifen musst, lese dir bitte unbedingt die Zutatenliste durch, um zu sehen, wieviel Kalorien du damit wirklich zu dir nimmst und um die schon genannten Trans-Fettsäuren zu vermeiden.

Trans-Fettsäuren. Trans-Fettsäuren sind künstlich gehärtete Fette und verstecken sich meist unter dem Namen „Triglyceride" auf der Packung. Man findet sie in frittierten Speisen, Kartoffelchips, Keksen, Kuchen, Fertiggerichten und vielen mehr. Trans-Fettsäuren stehen direkt mit einem Anstieg des schlechten Cholesterols in Verbindung, welches zu mehr Fetteinlagerung im Bauchraum und Krankheiten wie Herzinfarkten und Arteriosklerose führen kann. Durch eine Umstellung auf hauptsächlich unverarbeitete, natürliche Lebensmittel kannst du den Verzehr von Trans-Fettsäuren vermeiden.

Was darfst du dann essen?

Wie oben schon aufgeführt, versuche, dich von möglichst unverarbeiteten Lebensmitteln zu ernähren. Viel Protein, viel Gemüse, gesunde Fette, vollwertige Kohlenhydrate in Maßen. Die folgende Zusammenstellung von fettverbrennenden Lebensmitteln kann dir dabei helfen.

Suppe. Klare Suppen oder Brühen, die selbst gekocht wurden (bitte keine Fertigsuppen) sind die perfekte Vorspeise. Sie liefern dir neben einer Extraportion Flüssigkeit, die durch etwas Salz einen isotonischen, also zellgleichen, Osmose Wert haben kann und dadurch besonders gut vom Körper aufgenommen wird, auch noch extra Rohfaser und Mineralstoffe. Außerdem stellt sich dein Magen schon auf das Essen ein und du nimmst letztendlich weniger von deinem

Hauptgericht zu dir, ohne hungrig und frustriert zu sein.

Eier. Protein ist gleich Eiweiß, richtig? Genau, du sollst dich ja von proteinreichen Lebensmitteln ernähren, da diese deine Muskeln aufbauen und du dadurch mehr Kalorien verbrennst. Eier kann man eigentlich in fast jedes Gericht mit hineinschmuggeln und dadurch den Ernährungs- und Sättigungswerten anheben. Ältere Studien, die einen hohen Konsum von Eiern mit dem Anstieg von Cholesterol und Arteriosklerose in Verbindung brachten, konnten heutzutage als falsch erklärt werden.

Gemüse in den Ampelfarben. „Karotten sind gut für die Augen!" hat Oma immer gesagt. Damit hatte sie Recht. Alle roten, orangen und gelben Gemüsesorten sind wahre Vitaminbomben, die uns gleichzeitig noch mit Antioxidantien, Mineralstoffen und Rohfasern versorgen. Aber die eigentlichen Stars des Gemüsegartens sind grüne Gemüse, vor allen Dingen Blattgemüse. Diese senken sowohl den Bauchfettgehalt als auch das Risiko für Typ-2-Diabetes, selbst wenn diese nur in geringen Mengen pro Tag verzehrt werden. Ein kleiner Tip hierbei: verringere die Menge an stärkereichen Gemüsesorten wie Kartoffeln, da diese dann doch wieder in den Bauchspeck gehen.

Gesunde Öle. Kokosnussöl, kaltgepresstes Olivenöl und Leinöl sind DIE Öle der Wahl. Durch ihren hohen Energiegehalt gilt hier, nicht zuviel zu verwenden, aber bedenke immer, dass wir für die Aufrechterhaltung von bestimmten Körperfunktionen Fette und Öl brauchen. Schaue einfach, dass du die hochwertigen, oben genannten Öle verwendest und damit deinem Körper etwas Extragutes gibst.

Thunfisch und Lachs. Wie bitte? Fettigen Fisch? Ja, richtig gehört! Diese Arten an Fisch versorgen dich nicht nur mit hochwertigen Proteinen, sondern auch mit Omega-3-Fettsäuren, die im direkten Zusammenhang mit dem Abbau von Bauchfett stehen.

Weitere empfehlenswerte Lebensmittel sind Avocados, Beeren, Nüsse und Samen, marmoriertes Fleisch als auch Hülsenfrüchte und Milchprodukte, die in Maßen konsumiert werden sollten. Sei auch bei Früchten vorsichtig, da diese viel Fruchtzucker enthalten können. Mit dieser Auflistung bist du jetzt in der Lage, dir die richtigen Mahlzeiten zusammenzustellen. Verzweifle nicht, falls du ab und zu mal einen Rückschlag erhältst und eine ganze Tüte Chips verschlingst. Schau einfach das nächste Mal auf die frühen Warnsignale einer Heißhungerattacke und bekämpfe sie mit einer Banane, einer Handvoll Nüssen oder ein paar Weintrauben. Wir empfehlen dir auf jeden Fall, Bücher über Ketogene Diäten etc. durchzulesen, um sicherzugehen, dass diese Ernährungsumstellung ein voller Erfolg für dich wird.

FETT WEG DRINKS

Buttermilch-Gurken Smoothie

- 100 g Gurke
- ¼ Apfel
- Frische Basilikum und Minze Blätter
- Gurke, Apfel und Kräuter mit
- 250 ml Buttermilch
- 1 EL Zitronensaft
- 1 EL Honig pürieren.

Die Gurke halbieren, entkernen und würfeln. Den Apfel klein schneiden. Alles zusammen mit der Buttermilch und den übrigen Zutaten in einen Mixer gaben und pürieren.

- Gurke entwässert durch das enthalteneKalzium und Magnesium

- Kräuter kurbeln mit Vitamin C ordentlich den Stoffwechsel an und helfen beim Entschlacken

- Buttermilch heizt mit Kalzium die Fettverbrennung an

DER MATE-TEE

Mate Tee ist ein wahres Multitalent und wird am besten kalt genossen. Er enthält Theobromin, wobei es sich um einen Wirkstoff handelt, der Hungergefühle zügelt und gleichzeitig den Stoffwechsel auf Trab bringt. Der Tee, der ursprünglich aus Südamerika stammt, gilt als effektive Fettburner-Wunderwaffe und schmeckt besonders erfrischend, wenn er mit Limetten zubereitet wird. So wird zusätzlich der Fettabbau unterstützt. Wer experimentieren möchte, trinkt seinen Tee zur Abwechslung mit Malve und Rosenblättern und profitiert von deren appetitzügelnden Wirkung.

APRIKOSEN-MOLKESNACK

- 250 ml Molke

- 2 Aprikosen

Aprikosen pürieren und mit der Molke vermischen.

Molke ist zwar "nur" ein Nebenprodukt der Käse- oder Quarkherstellung, kann als Getränk jedoch vielseitig und figurschonend eingesetzt werden. In 100 ml stecken nämlich bloß rund 23 kcal. Zudem unterstützt Molke die Magen- und Darmtätigkeit, wirkt entschlackend und enthält wertvolle Mineralstoffe und Proteine.

Joghurt – Minze- Drink

- 200 g fettarmer Joghurt

- 100 ml Wasser

- Frische Minzblätter

- Prise Salz

Minzblätter fein hacken, mit dem Joghurt und Wasser vermengen. Bei Bedarf eine Prise Salz dazugeben.

Fenchel-Gurken-Drink

1 Fenchel

½ Gurke

2 Möhren

Alles zerkleinern und entsaften.

Gurken wichtige Nährstoffe, wie Vitamin C, Folsäure, Silizium, Kalium, Eisen und Zink. Diese kurbeln den Stoffwechsel an. Der Fenchel-Wirkstoff Athenol bindet Fett. Es wird ausgeschieden, ehe es sich festsetzen kann.

Zitrone – Zimt - Honig

- ½ Zitrone Saft

- 1 TL Honig

- ½ TL Zimt

Der Klassiker Heiße Zitrone kann mit etwas Honig gesüßt und mit Zimt verfeinert werden. Die Zitrone und Zimt bringen die Fettverbrennung auf Hochtouren.

FAZIT

Bauchfett ist gefährlich. Besonders, weil es so unsichtbar sein kann. Ein großer Bierbauch deutet darauf hin, dass du ein erhöhtes Risiko für Herkranzgefäßerkrankungen, Herzinfarkt, Typ-2-Diabetes und vielen anderen Erkrankungen hast. Aber was viele schlanke oder normalgewichtige Personen nicht wissen, ist, dass sie unter dem gleichen Risiko leiden. Durch die Unterscheidung von nicht ganz so gefährlichen, subkutanen Fett und dem gefährlichen Bauchfett konnten wir dir die Augen öffnen. Wir hoffen, dass du mit diesem Buch herausfinden konntest, ob du zu dieser Gruppe gehörst. Falls deine Antwort "Ja" ist, verzweifle nicht! Denke immer daran, dass viele Schauspieler und Models unter dem gleichen Problem leiden. Sage dem Bauchspeck und gleichzeitig auch dem Hüftgold den Kampf an. Durch kleine Änderungen in deiner Lebensweise, einer relativ einfachen Ernährungsumstellung und einem geringen Zeitaufwand für etwas Sport wirst du stetig deinem Ziel näher kommen. Frische, unverarbeitete Lebensmittel, kurze Trainingseinheiten, wenig Alkohol, dafür aber mehr Wasser und etwas grünen Tee, Stressbekämpfung und viel Schlaf sind das Rezept zum erfolgreichen Attackieren des Bauchspecks. Damit verringerst du nicht nur das Risiko für die oben genannten Krankheiten, sondern wirst fitter und insgesamt zufriedener und gesünder leben. Und das frischere, jüngere Aussehen gibt's dann gleich mit dazu.

RESSOURCEN

http://www.diabetes.co.uk/body/visceral-fat.html

http://www.health.harvard.edu/staying-healthy/abdominal-fat-and-what-to-do-about-it

http://www.webmd.com/diet/features/the-truth-about-belly-fat#1

https://nutritionandmetabolism.biomedcentral.com/articles/10.1186/1743-7075-9-5

https://nutritionj.biomedcentral.com/articles/10.1186/1475-2891-7-4

https://draxe.com/visceral-fat/

http://www.daytraining.de/fitness/tabata-training/

http://www.tabatatraining.com/

https://authoritynutrition.com/6-proven-ways-to-lose-belly-fat/

http://www.prevention.com/weight-loss/weight-loss-tips/new-research-on-how-to-lose-belly-fat/slide/2

http://www.redbookmag.com/body/healthy-eating/advice/g792/foods-that-burn-belly-fat/

http://www.prescan.at/preise.html

http://www.who.int/nutrition/publications/obesity/WHO_report_waistcircumference_and_waisthip_ratio/en/

https://www.niddk.nih.gov/health-information/diabetes/overview

Impressum

Text: Copyright © 2018 by ALI KALAI TLEMCANI

Impressum:

ALI KALAI TLEMCANI

1 Complexe El hassani Immeuble Amal 2

90000 TANGIER

Marokko

Alle Rechte vorbehalten.

Nachdruck oder Kopieren, auch auszugsweise, ist ohne Erlaubnis des Autors nicht gestattet.

Cover-Foto: © Photobac/ www.shutterstock.com

Wichtiger Hinweis:

Die in diesem Buch enthaltenen Informationen dienen ausschließlich informativen Zwecken und dürfen unter keinen Umständen als Ersatz für eine professionelle Beratung oder Behandlung durch ausgebildete und anerkannte Ärzte angesehen werden. Diese beinhalten keinerlei Empfehlungen bezüglich bestimmter Diagnose- oder Therapieverfahren. Die Inhalte dürfen niemals als eine Aufforderung zur Selbstbehandlung oder als Grundlage für Selbstdiagnosen und -medikation verstanden werden. Die Informationen spiegeln lediglich die Meinung des Autors wieder. Der Autor übernimmt für die Art oder Richtigkeit der Inhalte keine Garantie, weder ausdrücklich noch impliziert.

Sollten Inhalte des Buches gegen geltendes Recht verstoßen, dann bittet der Autor um umgehende Benachrichtigung. Die betreffenden Inhalte werden dann umgehend entfernt oder geändert.

Haftung für Links

Das Buch enthält Links zu externen Webseiten Dritter, auf deren Inhalte wir keinen Einfluss haben. Deshalb können wir für diese fremden Inhalte keine Gewähr übernehmen. Für die Inhalte der verlinkten Seiten ist stets der jeweilige Anbieter oder Betreiber der Seiten verantwortlich. Die verlinkten Seiten wurden zum Zeitpunkt der Verlinkung auf mögliche Rechtsverstöße überprüft. Rechtswidrige Inhalte waren zum Zeitpunkt der Verlinkung nicht erkennbar. Eine permanente inhaltliche Kontrolle der verlinkten Seiten ist jedoch ohne konkrete Anhaltspunkte einer Rechtsverletzung nicht zumutbar. Bei Bekanntwerden von Rechtsverletzungen werden wir derartige Links umgehend entfernen.